**Bibliografische Information der Deutschen Nationalbibliothek:**

Die Deutsche Bibliothek verzeichnet diese Publikation in der Deutschen Nationalbibliografie; detaillierte bibliografische Daten sind im Internet über http://dnb.d-nb.de/ abrufbar.



**Impressum:**


Druck und Bindung: Books on Demand GmbH, Norderstedt Germany
ISBN: 9783668650299

**Dieses Buch bei GRIN:**

https://www.grin.com/document/413584

Viktoria Kallinger

# Alltagsauswirkungen und Patientenedukation bei Menschen mit chronischer Herzinsuffizienz

GRIN Verlag

# Alltagsauswirkungen und Patientenedukation bei Menschen mit chronischer Herzinsuffizienz

# Effects on everyday life and patient education in people with chronic heart failure

## Bachelorarbeit 1

Zur Erlangung des akademischen Grades

**Bachelor of Science in Health Studies**

der Fachhochschule FH Campus Wien
Bachelorstudiengang: Gesundheits- und Krankenpflege

**Vorgelegt von:**
Viktoria Kallinger

**Eingereicht am:**
26.06.2017

# Vorwort

Häufig wurde ich im Zuge meines Praktikums auf der kardiologischen Station eines Akutkrankenhauses mit der Diagnose Herzinsuffizienz konfrontiert. Die betroffenen Patientinnen und Patienten schilderten ihre krankheitsbedingten Einschränkungen im Alltag durch die belastenden Symptome der Erkrankung. Aus diesem Grund stellte ich mir die Frage, ob Angehörige der Gesundheits- und Krankenpflege zur Verbesserung der Lebensqualität von Erkrankten beitragen können und welche Inhalte der Patientenedukation dabei von großer Bedeutung für die Alltagsbewältigung sind.

Es ist mir ein großes Anliegen, mich an dieser Stelle bei all jenen Menschen zu bedanken, die mich in den ersten zwei Jahren meiner Ausbildung sowie bei der Erstellung dieser Bachelorarbeit unterstützt haben.

In erster Linie gilt der Dank meiner Familie, die mir in jeder Lebenssituation zur Seite steht. Weiters möchte ich mich bei meiner Betreuerin Msc. Nadia Gasperi für die gute und problemlose Zusammenarbeit bedanken.

# Kurzfassung

Das Krankheitsbild der chronischen Herzinsuffizienz schränkt den Alltag von betroffenen Patientinnen und Patienten stark ein. Eine ausführliche Patientenschulung ist in diesem Zusammenhang von großer Bedeutung.

Ziel dieser Bachelorarbeit ist es, die Krankheitsauswirkungen der chronischen Herzinsuffizienz zu erfassen und den Einfluss einer umfangreichen professionellen Patientenedukation auf das Selbstmanagement der Betroffenen zu ermitteln.

Es wurde eine systematische Literaturrecherche in Onlinedatenbanken und Suchmaschinen durchgeführt. Die gewonnene Literatur wurde anschließend hinsichtlich ihrer Qualität überprüft und in die Arbeit miteinbezogen.

In Studien wurden überwiegend emotionale Auswirkungen durch soziale und berufliche Einschränkungen ersichtlich. Der positive Einfluss von professionellen Schulungsprogrammen auf das Selbstmanagement der Erkrankten wurde bestätigt, vor allem in den Bereichen Wissen, Selbstmonitoring und Bewegung. Die Patientenedukation ist ein wesentlicher Teil der Rehabilitation bei chronischer Herzinsuffizienz, in denen Pflegepersonen eine sehr wichtige Rolle spielen.

Um eine umfangreiche Patientenedukation im Stationsalltag zu ermöglichen, erfordert es zeitliche und organisatorische Rahmenbedingungen des Gesundheitssystems, sowie speziell ausgebildetes Pflegepersonal.

**Schlüsselwörter:** chronische Herzinsuffizienz, Alltag, Patientenedukation, Selbstmanagement

# Abstract

The disease pattern of chronic heart failure severely restricts the everyday life of affected patients. Extensive patient education is vitally important in this context.

The aim of this thesis is to assess the effects of chronic heart failure and to determine the influence of a detailed professional patient education on the self-management of diseased people.

A systematic literature research was conducted in online databases and search engines. The obtained literature was subsequently checked in regard to its quality and included in the thesis.

Studies showed predominant emotional effects of social and occupational restraint. The positive influence of professional education programs on the self-management of the patients was confirmed, especially in sectors of knowledge, self-monitoring and physical activity. Patient education is an essential proportion of the rehabilitation for chronic heart failure in which nurses act a very important part.

In order to enable comprehensive patient education in daily life on the ward, it requires both the temporal and organizational frame conditions of the health system, as well as specially trained nursing employees.

**Keywords:** chronic heart failure, daily life, patient education, self-management

# Inhaltsverzeichnis

# Abkürzungsverzeichnis

| | |
|---|---|
| ACE-I | Angiotensin-converting-enzyme-Hemmer |
| ARNI | Angiotensin-Rezeptor/Neprilysin-Hemmer |
| BNP | Brain Natriuretic Peptide |
| bzw. | beziehungsweise |
| CRT | kardiale Resynchronisationstherapie |
| EKG | Elektrokardiographie |
| HFrEF | Heart Failure with Reduced Ejection Fraction |
| HFpEF | Heart Failure with Preserved Ejection Fraction |
| mmHg | Millimeter Quecksilbersäule |
| MRA | Mineralokortikoid-Rezeptorantagonisten |
| NT-pro-BNP | N-terminales Spaltprodukt von pro-BNP |
| NYHA | New York Heart Association |
| RIS | Rechtsinformationssystem des Bundes |

# Abbildungsverzeichnis



# Tabellenverzeichnis

# 1 Einleitung

## 1.1 Problemstellung

Die chronische Herzinsuffizienz zählt zu den häufigsten und kostenintensivsten Erkrankungen (Glatz et al., 2014). Mit 26.408 Aufenthalten in Akutkrankenhäusern im Jahre 2015 ist die Herzinsuffizienz eine der meisten Ursachen für die Hospitalisierung in Österreich. Das Risiko dieser Herz-Kreislauferkrankung steigt zunehmend mit dem Alter. Frauen über 65 Jahren sind der Großteil der Betroffenen, wobei im Alter zwischen 45 und 64 Jahren die Prävalenz der Männer dreimal so hoch ist, wie die der Frauen (Statistik Austria, 2016).

Aufgrund sowohl steigender Lebenserwartung und Überlebensrate nach einem Herzinfarkt, als auch der Zunahme von Risikofaktoren wie Diabetes mellitus oder arterielle Hypertonie, wird die Prävalenz und Inzidenz der Herzinsuffizienz fortlaufend ansteigen (Mörtl, 2016). Im Jahr 2015 belegte die Herzinsuffizienz, mit 5,1% aller Verstorbenen, den dritten Rang der häufigsten Todesursache in Deutschland (Statistisches Bundesamt Deutschland, 2017). Eine Herausforderung stellt nicht nur die hohe Mortalität dieser chronischen Erkrankung dar, auch die Auswirkungen auf den Alltag erweisen sich als problematisch für Betroffene. Mehr als 90% der Patientinnen und Patienten mit Herzinsuffizienz leiden unter körperlichen Symptomen (Heo et al., 2014; Zambroski et al., 2005), die mit einer schlechten gesundheitsbezogenen Lebensqualität und rezidivierenden Krankenhausaufenthalten assoziiert sind (Heo et al., 2014; Heo et al., 2008).

Die Ursache der hohen Rehospitalisierungsrate stellt das mangelhafte Case-Management zwischen Klinikaufenthalt und ambulanter Versorgung dar. Als größter Problempunkt erweist sich jedoch die Non-Compliance der Patientinnen und Patienten (Zeyfang et al., 2013, S.260). In diesem Zusammenhang ist eine ausführliche Patientenschulung besonders wichtig. Angestrebt wird die Verbesserung des krankheitsbezogenen Wissens und des Selbstmanagements der Erkrankten. Auch die Motivation zu körperlichem Training und zur Durchführung von Selbstkontrollen bezogen auf auftretende Symptome, das

Körpergewicht und Vitalparameter sollte dadurch gesteigert werden (Glatz et al., 2014).

## 1.2 Ziel

Ziel dieser wissenschaftlichen Arbeit ist es, die Krankheitsauswirkungen von Patientinnen und Patienten mit chronischer Herzinsuffizienz aufzuzeigen und den Einfluss einer professionellen Patientenedukation auf das Selbstmanagement von Erkrankten zu ermitteln. Ein langfristiges Ziel dieser wissenschaftlichen Arbeit ist es, anhand von pflegerischen Interventionen die Lebensqualität zu verbessern und die hohe Rehospitalisierungsrate stabil zu halten oder bestenfalls zu reduzieren.

# 2 Methodik

Im folgenden Absatz wird sowohl die ausführliche Forschungsfrage genannt, als auch die Vorgehensweise zum Erlangen der notwendigen Literatur, um die Forschungsfrage zu beantworten.

## 2.1 Forschungsfrage

Wie erleben Patientinnen und Patienten mit chronischer Herzinsuffizienz die Auswirkungen auf ihr körperliches und psychisches Wohlbefinden und welchen Einfluss hat Patientenedukation in der rehabilitativen Pflege auf das Selbstmanagement der Erkrankten?

## 2.2 Literaturrecherche

Zur Beantwortung der Forschungsfrage wurde im Rahmen der Bachelorarbeit 1 eine systematische Literaturrecherche durchgeführt. Da für diese Arbeit ein EMED-Format gewählt wurde, gliedert sie sich in die Abschnitte Einleitung, Methode, Ergebnisse und Diskussion. Im Februar und März 2017 erfolgte die Literaturrecherche. Um die gestellte Forschungsfrage zu beantworten, wurden die Onlinedatenbanken biomedcentral, pubmed, CINAHL, sowie die Suchmaschinen Springer Link und Thieme herangezogen. Die Studien wurden inhaltlich überprüft, anschließend die Qualität bewertet und die Relevanz in Bezug auf die Forschungsfrage festgestellt.

Um die Literatur zu erlangen, wurden verschiedene Suchbegriffe in deutscher und englischer Sprache gewählt. Die verwendeten Begriffe werden in Tabelle 1 dargestellt. Es wurden die Operatoren „UND“ und „AND“ für präzisere Ergebnisse verwendet. Um die Literaturrecherche nachvollziehbar darzustellen, befindet sich im Anhang dieser Bachelorarbeit ein Suchprotokoll mit der Trefferliste.

Tabelle 1: Verwendete Suchbegriffe

| Suchbegriffe Deutsch | Suchbegriffe Englisch |
|---|---|
| Herzinsuffizienz | Heart failure |
| Wohlbefinden | Well-being |
| Selbstmanagement | Self-management |
| Lebensqualität | Quality of life |
| Symptome | Symptoms |
| Kardiologische Rehabilitation | Cardiac rehabilitation |
| Patientenschulung | Patient education |

Es wurden bestimmte Kriterien festgelegt, um das Thema der Bachelorarbeit 1 einzugrenzen. Einbezogen wurde Literatur, die im Zeitraum von 2008 bis 2017 veröffentlicht wurde. Sowohl deutsche als auch englischsprachige Literatur wurde verwendet. Inhaltlich wurden Patientinnen und Patienten mit diagnostizierter chronischer Herzinsuffizienz und einem Alter über 18 Jahren eingeschlossen. Menschen mit kognitiven Einschränkungen wurden in dieser wissenschaftlichen Arbeit ausgeschlossen.

Als Übersicht über den Selektionsprozess wurde ein Flow-Chart erstellt. Die Ergebnisliste wird in Abbildung 1 dargestellt. Von 144.319 Treffern wurden 63 hinsichtlich des zusammengefassten Inhalts überprüft. In Bezug auf die Relevanz für die Forschungsfrage wurden schließlich 27 ausgewählt. Nach der Beurteilung der Volltexte auf inhaltlicher Ebene, sowie auf das Einhalten von Qualitätskriterien blieben 8 Studien, die in die Bachelorarbeit 1 eingeschlossen wurden.

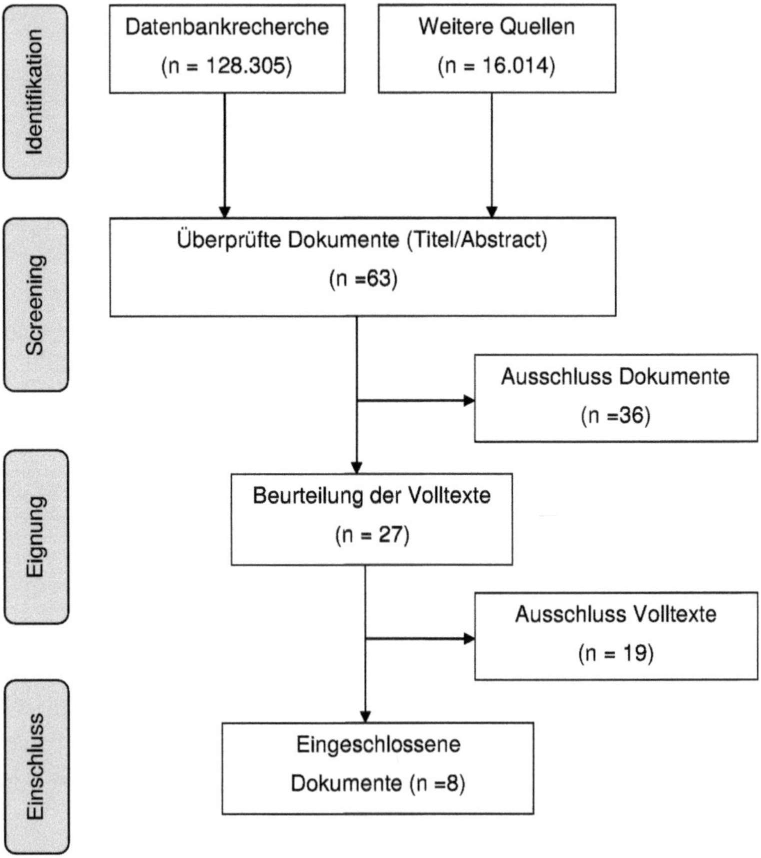


Abbildung 1: Flow-Chart der Literaturrecherche

# 3 Ergebnisse

Im folgenden Ergebnisteil dieser wissenschaftlichen Arbeit werden die gewonnenen Erkenntnisse aus relevanter Literatur in Themenbereiche gegliedert und zusammengefasst.

## 3.1 Grundlagen der Herzinsuffizienz

In diesem Kapitel wird die Erkrankung Herzinsuffizienz in ihre einzelnen Bauteile zerlegt und ein Überblick über medizinisches Hintergrundwissen geschaffen.

### 3.1.1 Definition

Es liegt keine einheitliche Definition der Herzinsuffizienz vor, jedoch kann zwischen klinischer und pathophysiologischer Definition unterschieden werden. Pathophysiologisch kennzeichnet die Herzinsuffizienz eine Situation, in der das Herz nicht mehr in der Lage ist, das Gewebe, trotz normalem Ventrikeldruck, mit bedarfsgerechter Blutmenge, insbesondere mit Sauerstoff, zu versorgen (Mörtl, 2016). In den Leitlinien der Europäischen Gesellschaft für Kardiologie wird die klinische Definition verwendet. Demnach ist die Herzinsuffizienz ein klinisches Syndrom, gekennzeichnet durch typische Symptome, wie Knöchelödeme, Müdigkeit und Luftnot. Begleitet werden kann dieses von bestimmten Zeichen, z.B. gestaute Halsvenen, periphere Ödeme, erhöhter Jugularvenendruck oder Rasselgeräusche der Lunge (Ponikowski et al., 2016). Die WHO beschreibt die Herzinsuffizienz als eine verminderte physische Belastbarkeit aufgrund von ventrikulären Funktionsstörungen (Gerlach et al., 2015, S.458).

### 3.1.2 Formen

Die Herzschwäche kann aufgrund des zeitlichen Verlaufs in zwei Formen unterteilt werden. Die akute Herzinsuffizienz entwickelt sich innerhalb von Stunden bis Tagen und zeichnet sich durch den schlagartigen Abfall des Herzminutenvolumens aus. Die Entstehung der chronischen Herzinsuffizienz erfolgt hingegen über Monate bis Jahre (Gerlach et al., 2015, S.458). Es kann in

Bezug auf die betroffene Herzkammer zwischen einer Links- und Rechtsherzinsuffizienz unterschieden werden. Sind beide Kammern betroffen, liegt eine Globalinsuffizienz vor (Gerlach et al., 2015, S.458).
Hinsichtlich der Funktionsstörung kann die Herzinsuffizienz mit erhaltener linksventrikulärer Auswurffraktion (HFpEF) auftreten, welche auch als diastolische Herzinsuffizienz bezeichnet wird. Die systolische Herzinsuffizienz ist gekennzeichnet durch die reduzierte linksventrikuläre Ejektionsfraktion (HFrEF). Die Prävalenz der beiden Formen ist ungefähr gleich hoch (Mörtl, 2016).

### 3.1.3 Ätiologie chronischer Herzinsuffizienz

Die häufigsten Ursachen der chronischen Herzinsuffizienz stellen Hypertonie, koronare Herzkrankheit, Myokardinfarkt, Vitien, Kardiomyopathien und entzündliche Herzerkrankungen dar. Diabetes mellitus, Alkoholabusus oder Schilddrüsenerkrankungen können ebenfalls eine Herzinsuffizienz zur Folge haben (Mader, 2014, S.128).
Herzrhytmusstörungen, Hypovolämie, schwere Anämien und große arteriovenöse Fisteln können in seltenen Fällen zu einer chronischen Herzinsuffizienz führen (Gerlach et al., 2015, S.459).
Weitere Risikofaktoren für alle Herz-Kreislauferkrankungen sind Übergewicht, hohes Lebensalter, Nikotinabusus, Hyperlipidämie, körperliche Inaktivität, Thromboseneigung und Stress (Gerlach et al., 2015, S.431).

### 3.1.4 Klassifikation

Die Herzinsuffizienz wird anhand des vierstufigen Schemas der New York Heart Association (NYHA) in klinische Schweregrade eingeteilt:

Tabelle 2: NYHA-Klassifikation der chronischen Herzinsuffizienz (Gerlach et al., 2015, S.460)

| NYHA-Stadien | Beschreibung |
| --- | --- |
| Stadium I | Keine körperliche Limitation, keine Beschwerden bei alltäglichen Belastungen |

| | |
|---|---|
| Stadium II | Leichte Einschränkung der physischen Leistungsfähigkeit durch die Erkrankung, mittelschwere Belastungen verursachen vor allem Dyspnoe |
| Stadium III | Einschränkung bei leichter körperlicher Belastung |
| Stadium IV | Beschwerden treten auch in Ruhe auf, Bettlägerigkeit |

### 3.1.5 Klinik

Allgemeine Symptome der Herzinsuffizienz sind Leistungsminderung, Müdigkeit, Ödeme und Atembeschwerden. Frühe Anzeichen können Schlafstörungen durch Dyspnoe und Nykturie sein (Mader, 2014, S.128).

Besonders bei der Linksherzinsuffizienz wird durch die Lungenstauung Atemnot hervorgerufen, welche sich im Laufe der Krankheit als Belastungsdyspnoe, Ruhedyspnoe oder sogar als Orthopnoe äußern kann. Häufig treten paroxysmale nächtliche Dyspnoeattacken auf, wodurch die Schlafqualität der Patientinnen und Patienten verschlechtert ist. Die Zyanose ist im Zusammenhang mit der verminderten Sauerstoffversorgung des Blutes ein wichtiges Beobachtungsmerkmal, insbesondere der Lippen. Das Lungenödem kann die schwerste lebensbedrohliche Folge sein, welche durch Rasselgeräusche bei Auskultation hörbar ist (Gerlach et al., 2015, S.461).

Ist die rechte Herzhälfte betroffen, resultiert eine Stauung des venösen Blutes in den Körperkreislauf. Symptome wie Halsvenenstauung, Beinödeme, Anasarka und häufiges nächtliches Wasserlassen treten auf. Druckgefühl im Oberbauch und gastrointestinale Beschwerden, wie Übelkeit und Erbrechen, werden durch eine Stauung im Magen-Darm-Trakt ausgelöst (Mader, 2014, S.128).

### 3.1.6 Diagnostisches Vorgehen

Neben der Anamnese ist die körperliche Untersuchung der nächste Schritt bei der Diagnosestellung einer Herzinsuffizienz. Diese beinhaltet Auskultation,

Perkussion, beidseitige Blutdruckmessung, Puls, EKG, Inspektion auf Stauungszeichen und Gewichtskontrolle (Mader, 2014, S.129). Die Echokardiographie ist das Verfahren der Wahl bei Verdachtsdiagnose oder zur Verlaufskontrolle einer Herzinsuffizienz. Das linksventrikuläre Volumen und die Ejektionsfraktion, sowie strukturelle kausale Herzerkrankungen, können hiermit ermittelt werden (Steffel et al., 2014, S.169). Durch das Thoraxröntgen lassen sich Stauungszeichen, Pleuraergüsse, Infiltrate, Zwerchfeldhochstand, sowie eine Kardiomegalie erkennen. Mittels Spiro-Ergometrie wird die maximale Sauerstoffaufnahme bei körperlicher Belastung erfasst (Zeyfang et al., 2013, S.261).

Labordiagnostisch wird das B-Typ natriurietische Peptid (BNP) oder das N-terminale Spaltprodukt von pro-BNP (NT-pro-BNP) im Plasma bestimmt. Diese sind vor allem bei akuten Fällen für die Unterscheidung zwischen Herzinsuffizienz und Lungenkrankheiten wichtig (Gerlach et al., 2015, S.462).

### 3.1.7 Therapie

In Bezug auf die Fragestellung sind auch die Behandlungsmöglichkeiten von großer Bedeutung, da sie individuelle Schwierigkeiten und Herausforderungen im Alltag der betroffenen Patientinnen und Patienten mit sich bringen.

Jede Herzschwäche mit einer Ejektionsfraktion unter 40% stellt eine Therapieindikation dar. Ziele der Behandlung sind eine verbesserte Prognose, Beschwerdebesserung, Hemmung oder Verlangsamung der Progression und Verminderung der Hospitalisationsrate. Es kommen entsprechend dem Schweregrad verschiedene Therapiemöglichkeiten zum Einsatz. In erster Linie sollte jedoch die Ursache der Herzinsuffizienz ermittelt und behandelt werden (Steffel et al., 2014, S.170).

### 3.1.8 Modifikation des Lebensstils

Ein wichtiger Faktor der Herzinsuffizienzbehandlung ist laut Steffel et al. die Veränderung des Lebensstils. Neben dem Anstreben des Normalgewichts wird eine reduzierte Kochsalzzufuhr von unter sechs Gramm am Tag empfohlen. Pro Tag sollten Personen mit Herzinsuffizienz nicht mehr als zwei Liter Flüssigkeit zu sich nehmen, jedoch sollte der Alkoholkonsum begrenzt sein. Sowohl regelmäßige und richtige Medikamenteneinnahme, als auch tägliche Gewichtskontrollen sind für einen guten Therapieerfolg erforderlich. Bei stabiler Herzschwäche wird regelmäßige körperliche Bewegung empfohlen, jedoch sollte diese zu keiner starken Anstrengung führen (Steffel et al., 2014, S.170).

### 3.1.9 Medikamentöse Therapie

Laut den Leitlinien der deutschen Gesellschaft für Kardiologie werden zur medikamentösen Behandlung von HFrEF Neuro-hormonale Antagonisten, wie Angiotensin-converting-enzyme-Hemmer (ACE-I), Betablocker und Mineralokortikoid-Rezeptorantagonisten (MRA) empfohlen, da sie die Mortalität deutlich reduzieren. Dabei werden ACE- Hemmer und Betablocker in Kombination empfohlen. Falls trotz dieser Kombination noch fortlaufend Symptome auftreten, sollte ein Umstieg auf MRA erfolgen. Als Ersatz zu ACE-Inhibitoren dienen Angiotensin-Rezeptor/Neprilysin-Hemmer (ARNI), welche ebenfalls eine Senkung der Hospitalisierungsrate und der Sterblichkeit bewirken. Bei Patientinnen und Patienten mit Stauungszeichen sollte zusätzlich ein Diuretikum eingesetzt werden, dabei wird der jeweilige Patientinnen- oder Patientenzustand berücksichtigt (Deutsche Gesellschaft für Kardiologie, 2016, S.15, 18).

Während der kardiologischen Rehabilitation ist es vorteilhaft, die Medikation stufenweise an die Zieldosis anzupassen. Zielwerte sind ein Blutdruck von unter 140/90 mmHg und ein Puls von unter 70 Schlägen pro Minute. Bei der diastolischen Herzinsuffizienz (HFpEF) stehen die symptomatische Standardtherapie und die Behandlung von kardiovaskulären Risikofaktoren im Vordergrund. Eine spezifische medikamentöse Behandlung gibt es in diesem Fall nicht (Reibis et al., 2017).

### 3.1.10 Apparative und operative Therapie

Im NYHA-Stadium III-IV wird bei therapierefraktären Patientinnen und Patienten ein spezieller Schrittmacher implantiert, welcher beide Herzkammern vorhofgesteuert stimuliert und zusätzlich eine Defibrillatorfunktion enthält. Die Überlebensrate, Leistungsfähigkeit und Lebensqualität der Herzinsuffizienzpatientinnen und -patienten werden durch die kardiale Resychronisationstherapie (CRT) deutlich erhöht (Gerlach et al., 2015, S.468). Ventrikuläre Unterstützungssysteme werden eingesetzt, um das ganze Herz oder die linksventrikuläre Funktion zu ersetzen, wenn ein CRT nicht mehr indiziert ist. Wird eine dieser apparativen Therapien gewählt, erhalten die Betroffenen eine zusätzliche Schulung im Umgang mit den Geräten. Wenn keine medikamentöse oder apparative Therapie mehr anspricht, besteht bei terminaler Herzinsuffizienz die Möglichkeit einer Herztransplantation (Steffel et al., 2014, S.175).

## 3.2 Krankheitsauswirkungen

Wie bei allen chronischen Erkrankungen treten auch bei chronischer Herzinsuffizienz enorme Veränderungen im Alltagsleben der Betroffenen auf. Im Lernprozess, mit der eigenen Krankheit umzugehen und diese ins ursprüngliche Leben integrieren zu können, stoßen Personen mit Herzinsuffizienz oftmals an eigene Grenzen. Zu Beginn müssen die Betroffenen lernen, die Krankheit anzunehmen. Erst wenn die neue Situation realisiert wird, sind Änderungen des Lebensstils möglich. Die Einschränkungen der Herzinsuffizienz wirken auf verschiedene Bereiche des Lebens der Betroffenen (Kolbe, 2009).

### 3.2.1 Allgemeine Gesundheit

Der allgemeine Gesundheitszustand wird insbesondere durch Erschöpfung und Atemlosigkeit beeinflusst (Kolbe, 2009). In einer qualitativen Studie aus Oxford identifizierten 72 % der 25 Befragten, die an täglicher Luftnot leiden, Dyspnoe als meist limitierendes Symptom der chronischen Herzinsuffizienz. Die nächtlichen

Dyspnoeattacken werden als äußerst unangenehm empfunden, da sie die Schlafqualität verschlechtern. Durch zusätzliches häufiges Wasserlassen in der Nacht führt der Schlafmangel tagsüber zu Müdigkeit. Die körperliche Funktionsfähigkeit im Alltag ist stark beeinträchtigt. Neben den Schlafproblemen treten, besonders in einer akuten Verschlechterung der Symptome, Einschränkungen beim Essen, Gehen und Sprechen auf. In manchen Fällen ist sogar die Körperpflege in der Dusche durch die Bewegungseinschränkung oder den aufsteigenden Dampf nicht möglich. Die Atemnot erschwert das Treppensteigen, Bücken, Heben und Strecken (Walthall et al., 2016).

### 3.2.2 Psychisches Wohlbefinden

In manchen Momenten nimmt die Krankheit den Mittelpunkt des Lebens von Herzinsuffizienzpatientinnen und Herzinsuffizienzpatienten ein. Sie erleben Unwohlsein, Frustration, Angst und depressive Verstimmung. Besonders der Rollenwechsel zum Zuschauer hat einen großen Einfluss auf das emotionale Empfinden. Gefühle der Ungewissheit, Hilflosigkeit, Kraftlosigkeit und auch das Thema Tod rücken in den Fokus (Kolbe, 2009). Die Atemnot löst bei den Teilnehmerinnen und Teilnehmern der englischen Studie im Jahr 2016 vor allem Angst, Erschrockenheit und Unruhe aus. Ein wichtiger Grund ist die Unberechenbarkeit der Dyspnoeanfälle, da viele keine Ursache oder keine zeitliche Episode für das Auftauchen der Atemprobleme erkennen können. Auch der Gedanke an die Zukunft bringt für die meisten Herzinsuffizienzpatientinnen und Herzinsuffizienzpatienten ein Gefühl der Niedergeschlagenheit mit sich. Es fehlt ihnen an Motivation, da die Abhängigkeit der Krankheit für sie das Leben bestimmt. Einzelne Teilnehmerinnen und Teilnehmer spüren, dass "der Kampf verloren ist" und haben allgemein das Gefühl, dass ihr Leben vorbei ist. Die Probandinnen und Probanden berichten, dass der emotionale Stress signifikante Konsequenzen für sie selbst, aber auch für die Menschen rund um sie hat (Walthall et al., 2016). Die häufigen Symptome Depression, Schmerz und Fatique, korrelieren laut einer amerikanischen Studie stark miteinander und haben ebenfalls sehr großen Einfluss auf das psychische Wohlbefinden der Menschen mit chronischer Herzinsuffizienz (Conley et al., 2015).

### 3.2.3 Auswirkungen auf die Familie

In Bezug auf die Familiensituation steht vor allem die verlorene Rollenfunktion im Vordergrund. Die Aufgaben müssen neu verteilt werden, wodurch meist die Partnerin oder der Partner die Rollen übernehmen muss, die die Betroffene oder der Betroffene auf Grund der Herzinsuffizienz nicht mehr ausführen kann. Bei körperlichen Arbeiten wie handwerkliche Tätigkeiten, der Haushalt oder Gartenarbeit reichen die Kräfte nicht mehr aus und müssen deshalb durch andere Familienmitglieder erfolgen. Nicht nur für die Familienmitglieder stellt dieser Rollenwechsel eine Herausforderung dar, auch für Patientinnen und Patienten geht dieser Prozess mit Gefühlen wie Frustration und Ärger einher. Die Frage, welche Stellung und Funktionen sie in der Familie oder in der Gesellschaft einnehmen sollen oder können, bewirkt große Unsicherheit (Walthall et al., 2016). Die Betroffenen erleben sich nicht selten als Mehrbelastung für ihre eigene Familie (Kolbe, 2009).

### 3.2.4 Sozialleben und Arbeitswelt

Scham und Vermeidungsverhalten sind im Bereich des Soziallebens ausschlaggebende Faktoren (Kolbe, 2009). Laut Walthall et al. verspüren die Patientinnen und Patienten vor allem Peinlichkeit, wenn Dyspnoeattacken in die Gesellschaft eintreten. Diese Situation führt zu Stress, Angst und Panik, was wiederum das Atmen erschwert. Dadurch, dass soziale Aktivitäten nicht mehr ausgeführt werden können, wird die Isolation verstärkt, welche infolge zu Einsamkeit führen kann (Walthall et al., 2016).

Hinsichtlich des Berufslebens haben Erkrankte oft Angst, ihren bisherigen Job nicht mehr erledigen zu können. Entsprechend folgt ein Berufswechsel, eine Verringerung der Arbeitszeit oder die Rente (Kolbe, 2009). Bei vier von 25 Probandinnen und Probanden einer qualitativen Studie führten die Auswirkungen der Krankheit zum Verlust des Arbeitsplatzes, was finanzielle Sorgen mit sich bringt (Walthall et al., 2016).

### 3.2.5 Auswirkungen auf die Lebensqualität

Es gibt bis heute noch keine einheitliche Definition des Begriffes Lebensqualität. Gleichgesetzt wird die Lebensqualität in wissenschaftlicher Literatur oft mit den Begriffen Wohlbefinden, Wohlstand, Gesundheitszustand, Lebenszufriedenheit, Glück oder funktionaler Status. Laut World Health Organization Quality of Life (WHOQOL) Group ist die Subjektivität ein entscheidendes Merkmal der Lebensqualität. 1993 beschreibt die Arbeitsgruppe Lebensqualität als subjektive Wahrnehmung eines Menschen über die Stellung in dessen Leben, bezogen auf Kultur, Werte, Anliegen, Standards, Erwartungen und Ziele. Dieses Arbeitskonzept wird beeinflusst durch die physische Gesundheit, den seelischen Zustand, den Unabhängigkeitsgrad, den Eigenschaften des Umfelds und soziale Beziehungen. Einbezogen werden dabei mehrere Domänen: psychologisch, körperlich, funktional, sozial, werthaltungsbezogen und umweltbezogen (Kramer et al., 2014).

In einer amerikanischen Studie wurde die gesundheitsbezogene Lebensqualität bei Herzinsuffizienz auf ihren Zusammenhang mit körperlichen Symptomen, insbesondere mit Faktoren wie Kontrollwahrnehmung, soziale Unterstützung, Medikamentenadhärenz, Salzaufnahme und Selbstmanagement, untersucht. Die Daten von 109 Patientinnen und Patienten ergaben, dass physische Symptome in enger Verbindung zur Lebensqualität stehen. Diese werden am stärksten durch depressive Symptome und die Salzzufuhr beeinflusst (Heo et al., 2014). Ein Jahr zuvor wurde in Japan eine ähnliche Studie zum Thema Lebensqualität bei Herzinsuffizienz durchgeführt. In dieser zeigte sich anhand von 133 Herzinsuffizienzpatientinnen und Herzinsuffizienzpatienten das Ergebnis, dass der Einfluss auf die Lebensqualität vor allem auf das Alter, die Krankheitsdauer, die physischen Symptome und die Depression zurück zu führen sind (Hwang et al., 2013).

## 3.3 Aufgabe der kardialen Rehabilitation

Die steigende Verbesserung von Diagnose und Therapieoptionen ermöglichen immer kürzere Krankenhausaufenthalte für herzinsuffiziente Patientinnen und Patienten, jedoch nimmt die Häufigkeit stationärer Wiederaufnahmen zu (Reibis et al., 2017). Der kardiologischen Rehabilitation kommt eine herausfordernde Schlüsselposition in der Schnittstelle zwischen Krankenhaus, Hausarzt, Facharzt und beruflicher bzw. sozialer Wiedereingliederung zu. Durch steigendes Pensionsalter gewinnt die Erlangung von beruflichem Wiedereingliederungsmanagement an Bedeutung (Fischer et al., 2012). Die eingeleitete Therapie sollte in der Rehabilitation optimiert werden, sowie die Patientenschulung erfolgen. Angestrebt werden die Steigerung der Lebensqualität von Patientinnen und Patienten und das Verhindern von erneuten stationären Krankenhausaufenthalten (Reibis et al., 2017). Als Alternative der stationären Rehabilitation dient die gleichwertige ambulante Rehabilitationsform. Die ambulante Form ermöglicht die enge Einbindung von Familie und sozialem Umfeld der Patientinnen und Patienten. Die Selbsthilfepotentiale können optimal genutzt werden und auch die Reintegration in den individuellen Alltag wird gefördert. Voraussetzungen sind die Sicherstellung der häuslichen Versorgung, die Erreichbarkeit der Einrichtung und die notwendige Mobilität (Fischer et al., 2012). Neben dem ärztlichen Personal nehmen qualifizierte Pflegekräfte eine bedeutende Rolle in der rehabilitativen Versorgung ein, da sie eine wesentliche Berufsgruppe im Gesundheitswesen sind. Pflegerische Tätigkeiten, die im Arbeitsalltag nebenbei erfolgen, sollten als pflegerische Maßnahme anerkannt werden und die entsprechende Unterstützung erhalten (Heyd, Ziegler, 2009).

## 3.4 Patientenedukation

Ein Teil der Gesundheitsförderung und -beratung ist die Patientenedukation oder Patientenschulung (Netzwerk Patienten- und Familienedukation in der Pflege, 2016). Insbesondere werden diese in der Rehabilitation eingesetzt, finden aber auch Anwendung in der stationären oder ambulanten Akutversorgung (Bengel, Mittag, 2016).

### 3.4.1 Definition und Bedeutung

Patientenschulungen sind manualisierte, strukturierte Programme für Patientengruppen mit meist chronischen Erkrankungen. Diese setzen sich aus verschiedenen Schulungseinheiten zusammen, welche sowohl interaktive als auch frontale Methoden auf mehreren Interventionsebenen (Emotion, Kognition, Verhalten und Motivation) einbeziehen (Bengel, Mittag, 2016, S.126; Ströbl et al., 2007).

Die Notwendigkeit basiert darauf, dass sich chronisch Kranke in einem verzweigten System mit verschiedenen Dienstleister und Therapieformen orientieren müssen. Um die Erwartungen von umfangreicher Patienteninformation, Erhalt der Lebensqualität und Leisten eines eigenen gesundheitsförderlichen Beitrags zu erfüllen, ist eine professionelle Patientenschulung notwendig (Netzwerk Patienten- und Familienedukation in der Pflege, 2016). Schulungen sollten daher ein fester Bestandteil in der Standardversorgung der Rehabilitation bei herzinsuffizienten Patientinnen und Patienten sein. Ausgeführt werden die Patientenedukationsprogramme durch Berufsgruppen des Rehabilitationsteams: Ärzte, Pflegepersonen, Psychologen und Therapeuten (Reibis et al., 2016). In einer deutschen Studie zur Patientenedukation wird erwähnt, dass die Durchführung von Schulungsprogrammen in Zeiten des Ärztemangels großteils auf Pflegeberufe übertragen wird (Glatz et al., 2014).

### 3.4.2 Grundlagen

Das Ziel der Patientenedukation besteht darin, die Teilnehmerinnen und Teilnehmer zur partizipativen Entscheidungsfindung und zum Selbstmanagement zu befähigen, was unter dem Begriff Empowerment zusammengefasst wird. Betroffene sollen zur selbstständigen und eigenverantwortlichen Krankheitsbewältigung bewegt werden. Das Bestreben zielt auch auf informierte

Entscheidungsfindung der Teilnehmerinnen und Teilnehmer in Bezug auf Inanspruchnahme von diversen Gesundheitsleistungen und der Anpassung des Lebensstils ab. Der Patient soll ebenfalls in die Lage versetzt werden, im Zusammenspiel mit Akteuren des Gesundheitswesens gleichberechtigt mitzuwirken. Die Schulungen erweisen sich als besonders effektiv, wenn der Ansatz auf den Bedürfnissen der Patientinnen und Patienten basiert und die Handlungskompetenz und Selbstwirksamkeit gefördert werden (Bengel, Mittag, 2016, S.126).
Um dieses Ziel der interdisziplinären Intervention zu erreichen, sind die Methoden und Vorgangsweisen von großer Bedeutung. Die vier Hauptstrategien der Patientenedukation sind Beratung, Information, Moderation und Schulung. Die Beratung ist ein Dialog, welcher das Ergebnis offen lässt. Eine knappe schriftliche, mediale oder mündliche Weitergabe wird unter dem Begriff Information verstanden. Die Moderation wurde neu ergänzt und beschreibt ein Gruppengespräch mit Familienangehörigen zur Konfliktschlichtung oder zur allgemeinen Informationsvermittlung. Mit dem Begriff Schulung ist ein didaktisierter und zielorientierter Prozess mit Ergebnissicherung gemeint (Netzwerk Patienten- und Familienedukation in der Pflege, 2016).

### 3.4.3 Die Wittener Werkzeuge

Pflegepersonen stehen im täglichen Berufsalltag in Interaktion mit Menschen, ob bei Vermittlung von Informationen, Beratungen oder einfachen Unterhaltungen. In der Praxis sind Zeit und Räumlichkeiten oft nicht gegeben, was die Gesprächsqualität jedoch erschwert. Der Beratungsansatz „Wittener Werkzeuge“ wurde von einer studentischen Arbeitsgruppe in Zusammenarbeit mit einem Diplompsychologen an der Universität Witten/Herdecke entwickelt. Es handelt sich um eine Sammlung von handlungsleitenden und pragmatischen Ansätzen zur Beratung in der Pflege. Das Konzept knüpft an fünf zentrale Beratungsmodalitäten an: Sehen, Fühlen, Hören, Sprechen, Tun. An die Ratsuchenden selbst richten sich die fünf Werkzeuge Achtsamkeit, Einlassung, Empathie, Resourcing und

Berührung (PatientCare). Diese Werkzeuge allein garantieren noch kein gutes Ergebnis, dazu ist neben den fachlichen Inhalten auch die Person, welche die Werkzeuge benutzt, von großer Bedeutung. Die Beraterin oder der Berater wird mit folgenden weiteren fünf Werkzeugen selbst in den Blick genommen (SelfCare): Selbstbeobachtung, Intuition, Selbst-Spürung, Selbststärkung und Selbstermutigung. Diese zehn Instrumente greifen meist ineinander, ergänzen sich oder entsprechen einander, dadurch ist eine exakte Trennung nicht immer möglich. Ziel ist es, die „Wittener Werkzeuge" in den Alltag und in konkrete Lebenssituationen zu integrieren. Dabei wird eine Vielzahl unterschiedlicher praktischer Umsetzungen und Anwendungsformen beschrieben (Kocks, Segmüller, 2013).

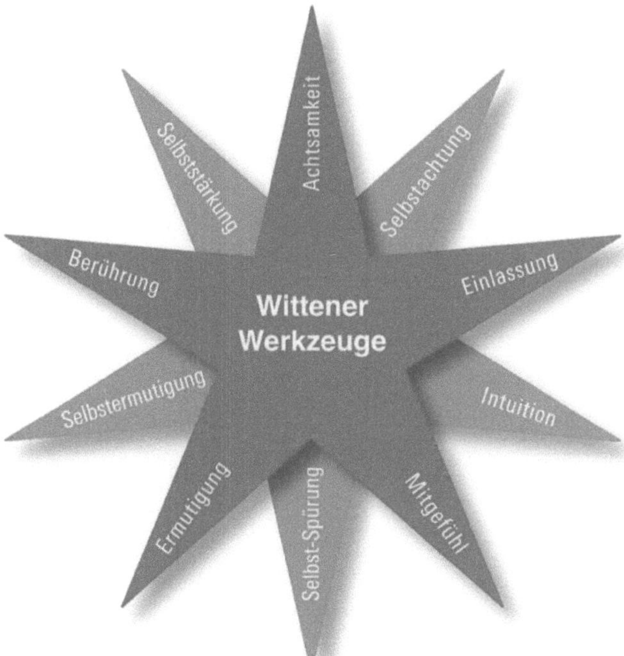


Abbildung 2: Der Beratungsstern der Wittener Werkzeuge (Kocks, Segmüller, 2013)

### 3.4.4 Gesetzliche Regelung

Im österreichischen Gesundheits- und Krankenpflegegesetz ist die Gesundheitsberatung und -förderung als Kompetenz des gehobenen Dienstes der Gesundheits- und Krankenpflege im Absatz 2 geregelt. „§ 14. (1) Die pflegerischen Kernkompetenzen des gehobenen Dienstes für Gesundheits- und Krankenpflege umfassen die eigenverantwortliche Erhebung des Pflegebedarfes sowie Beurteilung der Pflegeabhängigkeit, die Diagnostik, Planung, Organisation, Durchführung, Kontrolle und Evaluation aller pflegerischen Maßnahmen (Pflegeprozess) in allen Versorgungsformen und Versorgungsstufen, die Prävention, Gesundheitsförderung und Gesundheitsberatung im Rahmen der Pflege sowie die Pflegeforschung". (RIS, 2017).

## 3.5 Inhalte der Patientenedukation

Grundsätzlich beinhaltet eine allgemeine Patientenedukation sechs Bausteine. Erst werden die Betroffenen über das Krankheitsbild und die Therapieoptionen informiert und im Fertigkeitentraining zum Durchführen therapeutischer Maßnahmen und zur Beobachtung und Kontrolle von Symptomen angeleitet. Das schulende Personal soll zum gesundheitsförderlichen Lebensstil motivieren, soziale Kompetenzen fördern, insbesondere zur Kommunikation mit Professionellen und Inanspruchnahme von Unterstützung. Neben psychischer Unterstützung werden Maßnahmen ergriffen, um die Stressbewältigung zu verbessern (Bengel, Mittag, 2016, S.126; Petermann, 1997).

Die Mitarbeiter der Universität Würzburg erarbeiteten in Kooperation mit der Arbeitsgruppe Patientenschulung der Deutschen Gesellschaft für Prävention und Rehabilitation von Herz-Kreislauferkrankungen das Manual Curriculum für Herzinsuffizienz. Dieses wurde in das Gesundheitstrainingsprogramm der Deutschen Rentenversicherung Bund aufgenommen. Das Schulungsprogramm ist für Patientinnen und Patienten aller Altersklassen mit systolischer Herzinsuffizienz der NYHA-Klassen II oder III im Rahmen der medizinischen Rehabilitation geeignet. Diese kann ambulant oder stationär durchgeführt werden. Zu den insgesamt fünf Modulen werden die jeweiligen zuständigen Berufsgruppen genannt, um die interdisziplinäre Zusammenarbeit zu gewährleisten. Speziell das Modul 2 ist für die Gesundheits- und Krankenpflege relevant. Eine umfangreiche Patientenedukation sollte folgende fünf Module beinhalten (Meng et al., 2013):

- Modul 1: Was ist Herzinsuffizienz und wie wird sie behandelt?
- Modul 2: Wie kann ich selbst dazu beitragen?
- Modul 3: Welche Auswirkungen hat Bewegung?
- Modul 4: Welche Veränderungen treten im Alltag ein?
- Modul 5: Wirkung und Umgang mit Medikamenten

### 3.5.1 Medizinische Grundlagen

Die Wissensvermittlung von medizinischen Grundlagen ist hauptsächlich ärztliche Tätigkeit, jedoch gewinnt hierbei auch die Pflege zunehmend an Bedeutung. Erst wird der allgemeine Aufbau und die Funktion des Herz-Kreislaufsystems erklärt, anschließend dessen Veränderung bei Herzinsuffizienz. Die Patientinnen und Patienten sollen in der Lage sein, über Symptome, Ursachen, Diagnosestellung und Therapiemöglichkeiten Bescheid zu wissen (Meng et al., 2013).

### 3.5.2 Medikamentenadhärenz

Die Teilnehmerinnen und Teilnehmer der Schulung sollen die wesentlichen Präparategruppen, ACE-Hemmer, Beta-Blocker, Aldosteron-Hemmer und Diuretika, zur Therapie kennen, jedoch nicht damit überfordert werden. Das Erläutern der Zieldosis, Funktion und Nebenwirkungen einzelner Medikamente bilden die Basis für eine gute Adhärenz und die richtige Anwendung. Die Patientinnen und Patienten sollten zusätzlich aufgefordert werden, ihre verordneten Medikamente den vorgestellten Arzneimittelgruppen zuzuordnen. Auch wenn in manchen Phasen der chronischen Herzinsuffizienz ein besseres subjektives Wohlbefinden auftritt, müssen die Medikamente regelmäßig eingenommen werden. In der Praxis nehmen 75 % aller Patientinnen und Patienten ihre Medikamente nicht richtig ein. Durch das Schätzen der Häufigkeit von Nonadhärenz und der Ursachen dafür sollen die Betroffenen sensibilisiert werden. Strategien für bessere Medikamentenadhärenz werden gesammelt und diskutiert. Als Hilfsmittel dient ein Medikamentenspender, beschriftet mit Wochentagen und Tageszeiten. Erinnerungshilfen können mittels Handysignal, Kalender oder kleinen Zetteln am Kühlschrank angewendet werden. Zur besseren Adhärenz trägt die Erstellung eines Zeitplans bei, die Einnahme der Medikamente erfolgt zu einem bestimmten Zeitpunkt. Soziale Unterstützung kann in Anspruch genommen werden um den Medikamentenspender zu füllen oder an die Einnahme zu erinnern. Bei Reisen ist ein vorausschauendes Planen notwendig, aber auch bei der Anschaffung von Rezepten und Medikamenten (Meng et al., 2013). Die Nachfrage in Bezug auf die Kontinenz stellt im Einzelgespräch bei älteren Menschen einen wichtigen Punkt dar, da die medikamentöse Herzinsuffizienztherapie, insbesondere Diurektika, die Kontinenzproblematik verschlechtert und dadurch auch die Adhärenz negativ beeinflusst werden kann (Zeyfang et al., 2013).

### 3.5.3 Ernährungsberatung

Die allgemeine Ernährungsberatung bei Herzinsuffizienz ist großteils pflegerische Aufgabe. Insbesondere sollten die Pflegepersonen das Selbstmanagement der Betroffenen in Bezug auf Ernährungsempfehlungen fördern, indem sie alltagsrelevante Einflussmöglichkeiten und Ideen vermitteln. Es gibt viele Empfehlungen und Möglichkeiten für einen gesunden Lebensstil, jedoch muss immer die persönliche Relevanz abgewogen werden. Die Empfehlungen bei Herzkreislauferkrankungen setzen bei Vermeidung von Risikofaktoren, wie Rauchen, Alkoholkonsum, unausgewogene Ernährung und Übergewicht, an. Von großer Bedeutung bei Herzinsuffizienz ist das Salz- und Flüssigkeitsmanagement. Auch ein gesunder Mensch soll laut Empfehlung der Deutschen Gesellschaft für Ernährung nicht mehr als 6 Gramm Salz pro Tag zu sich nehmen. Bei Herzinsuffizienz führt salzreiche Ernährung zu erhöhten Blutdruckwerten und belastet das geschwächte Herz zusätzlich, wodurch es zu vermehrten Wassereinlagerungen im Körper kommt. Salzarme Kost ist anfangs zwar etwas langweiliges, jedoch folgt eine schnelle Gewöhnung. Die Einschätzung des Salzanteils von Lebensmittel ist oft schwierig und soll deshalb in der Patientenschulung diskutiert werden. Auch verschiedenste Strategien zur Salzreduktion werden besprochen, z.B. geschmacklicher Ausgleich durch Gewürze, kein Salzstreuer am Tisch, Vermeidung von Fertigprodukten, Verzehr von frischem Fleisch, Obst und Gemüse. Nicht nur die Salzzufuhr soll begrenzt sein, auch die Flüssigkeit sollte auf 1,5 bis 2 Liter reduziert werden, da der Körper durch die Herzschwäche eine große Trinkmenge nicht bewältigen kann. Die individuelle Beschränkung soll jedoch mit dem behandelnden Arzt abgeklärt werden. Tipps zur leichteren Umsetzung der Flüssigkeitsbegrenzung sind die Verwendung kleiner Becher und langsames, über den Tag verteiltes Trinken. Bei trockenem Mund oder Durst ist das Beimengen von Zitronensaft, Lutschen von Eiswürfeln, Essen von gefrorenen Früchten und Kauen von Kaugummi ratsam. Zum Flüssigkeitsausgleich sollte bei Fieber, Erbrechen oder Durchfall natürlich mehr getrunken werden (Meng et al., 2013). Eine gute und verständlichere Alternative zum Trinkprotokoll ist bei älteren Patientinnen und Patienten die Vorgabe, morgens eine Flasche Mineralwasser zu öffnen, die abends leer sein soll (Zeyfang et al., 2013).

### 3.5.4 Selbstkontrollen und Warnzeichen

Die wichtigste Intervention der Symptomkontrolle ist die regelmäßige Gewichtsmessung. Diese sollte täglich in gleicher Kleidung, zur selben Tageszeit, am besten morgens vor der Medikamenteneinnahme, erfolgen. Auch Puls und Blutdruck sollten zuhause täglich selbstständig kontrolliert werden, wie es im Rehabilitationsaufenthalt geübt wurde. Empfohlen wird das Ausfüllen eines Herztagebuchs, welches von der Arbeitsgruppe Patientenschulung der Deutschen Gesellschaft für Prävention und Rehabilitation von Herz-Kreislauferkrankungen in Zusammenarbeit mit Mitarbeitern der Universität Würzburg erstellt wurde. Neben der Dokumentation von verordneten und eingenommenen Medikamenten, der empfohlenen Trinkmenge und des Gefühlsstatus, werden auch die Ergebnisse der Blutdruck-, Puls- und Gewichtskontrollen notiert. Zusätzlich werden die wichtigsten Informationen und Notfälle kurz und prägnant dargestellt.

Warnzeichen für Wassereinlagerung sind eine Gewichtszunahme von über einem Kilogramm pro Tag oder mehr als zwei Kilogramm innerhalb drei Tagen, reduzierte Urinmenge, vermehrte Atemnot, Schwellungen an Unterschenkel oder am Knöchel und Husten im Liegen. Neben der Beobachtung von Ödemen sind auch andere Warnzeichen für eine Verschlechterung der Symptomatik von Bedeutung. Möglichst bald sollte der Arzt verständigt werden bei schwankendem Puls und Blutdruck, Schwindel, Herzrasen, Übelkeit, Appetitlosigkeit und zunehmender Müdigkeit. Bei akuten Verschlechterungen treten anhaltende Brustschmerzen, Ohnmachtsanfälle und starke Kurzatmigkeit oder Atemnot auf. In diesem Fall sollte sofort ein Notarzt gerufen, der Oberkörper aufrecht gehalten und körperliche Anstrengung vermieden werden (Meng et al., 2013).

### 3.5.5 Bewegung und Training

Die körperliche Aktivität kann als sekundäre Prävention die Mortalität der Herzinsuffizienz um bis zu 40% senken (Zeyfang et al., 2013).

Um den Patientinnen und Patienten den positiven Einfluss von körperlicher Bewegung auf die Krankheitsfolgen und Risikofaktoren näher zu bringen, sollten sie einen Überblick über wesentliche Verhaltensempfehlungen erhalten. Bewegung hilft nicht nur bei der Gewichtsabnahme oder der Verbesserung von körperlichen Symptomen, auch das Selbstwertgefühl und die Lebensqualität werden gesteigert. Das wichtigste Ziel ist, den eigenen Körper fit zu halten. Neben Bewegung im Alltag sind geeignete Sportarten jene mit viel Bewegung und geringem Kraftaufwand, z.B. Wandern, Radfahren, Schwimmen, Nordic Walking, Langlaufen oder Atemgymnastik. Ergänzend wird ein leichtes Muskeltraining mit elastischen Bändern oder kleinen Gewichten empfohlen. Das Training sollte bestenfalls täglich für 30 Minuten durgeführt werden. Die Leiterin oder der Leiter der Schulung soll auf ambulante Herzgruppen verweisen, welche anfängliche Überwachung gewährleisten (Meng et al., 2013).

### 3.5.6 Psychologische Aspekte

In Zusammenarbeit mit den Teilnehmerinnen und Teilnehmern der Patientenschulung werden Zeichen psychischer Belastungen gesammelt, z.B. Weinen, Ängste, schlechter Schlaf, Abgrenzung, Unruhe, Sorgen, Reizbarkeit, Ermüdbarkeit, Herzklopfen oder Zittern. Depression ist die häufigste psychische Auswirkung der Erkrankung. Ergänzend werden Strategien zum Umgang mit diesen emotionalen Belastungen entwickelt. Ein Austausch mit Freunden, Familienmitgliedern oder anderen Erkrankten kann bereits eine Entlastung für Betroffene sein. Häufig wird auch professionelle Hilfe aufgesucht, wie der Hausarzt, Psychotherapeut oder Psychiater. Betroffenen wird empfohlen gezielt wohltuende Aktivitäten in ihren Alltag zu integrieren, die sie trotz der Diagnose Herzinsuffizienz ausführen können. In der Klinik werden zusätzlich psychologische Methoden zur Stressbewältigung und Entspannung angeboten (Meng et al., 2013).

### 3.5.7 Sexualleben

Angst vor physischer Überlastung, sexuellem Versagen, Medikamentennebenwirkungen, die die sexuelle Funktion einschränken, aber auch Sorgen der Partnerin oder des Partners stellen eine Herausforderung für das Sexualleben von Betroffenen dar (Meng et al., 2013). Die Sexualität sollte in der Rehabilitation der Herzinsuffizienz kein Tabuthema sein und trotz Scham angesprochen werden, um eventuelle Hemmungen und Ängste zu nehmen. Bei bestehender erektilen Dysfunktion ist unbedingt ärztlicher Kontakt herzustellen (Heyd, Ziegler, 2009). Sind Potenz und Libido vorhanden, stellt sexuelle Aktivität keine Kontraindikation dar (Reibis et al., 2016). Die Herzfrequenz und Sauerstoffsättigung liegen bei alltäglicher Arbeit oft in schlechteren Bereichen als beim Geschlechtsverkehr. Die Patientinnen und Patienten sollen auch in dieser Hinsicht auf den eigenen Körper hören. Bei Kurzatmigkeit, Brustschmerzen oder Krankheitsgefühlen sollte auf sexuelle Aktivität verzichtet werden (Heyd, Ziegler, 2009).

Durch den hohen Unsicherheitsfaktor besteht persönlicher Aufklärungsbedarf durch informative Gespräche mit betroffenen Paaren (Reibis et al., 2016). Individuelle Bedürfnisse und Befürchtungen der Partnerin oder des Partners sollten gemeinsam offen besprochen werden. Ratsam sind weniger anstrengende Positionen oder Alternativen zur sexuellen Stimulation. Betroffene Paare sollten sich genug Zeit nehmen und für eine angemessene Raumtemperatur sorgen (Meng et al., 2013).

## 3.6 Selbstmanagement

Im folgenden Kapitel wird auf das individuelle Selbstmanagement von Personen mit chronischer Herzinsuffizienz und dessen Veränderung durch umfangreiche Patientenschulungsprogramme eingegangen.

### 3.6.1 Definition

Der Begriff „Selbstmanagement" bedeutet im Zusammenhang mit der Gesundheit, Patientinnen und Patienten zu befähigen, eigenverantwortlich mit der eigenen Krankheit umzugehen und dadurch unabhängiger von professionellen Akteuren des Gesundheitswesens zu sein. Im Mittelpunkt des Selbstmanagements bei Herzinsuffizienz steht vor allem die Optimierung von Ernährung und Medikamenten, frühzeitiges Erkennen von Verschlechterungen und Durchführen von körperlicher Bewegung (Klug Redman, 2008, S.12).

### 3.6.2 Auswirkungen der Patientenschulung

Die Effektivität des Curriculums für Herzinsuffizienz der Arbeitsgruppe Patientenschulung der Deutschen Gesellschaft für Prävention und Rehabilitation von Herz-Kreislauferkrankungen in Kooperation mit der Universität Würzburg wurde anhand einer multizentrischen clusterrandomisiert-kontrollierten Studie mit 475 Patientinnen und Patienten überprüft. Bei den Teilnehmerinnen und Teilnehmern dieses Selbstmanagement- Schulungsprogrammes zeigten sich im Vergleich zu Betroffenen in der Kontrollgruppe mit kurzen Vorlesungen als Schulungsgrundlage signifikant positive Veränderungen. Besonders im Bereich des Selbstmonitorings, der Krankheitseinsicht und der Tendenz, Fähigkeiten und Techniken zu erwerben. Zusätzlich äußerten die Probandinnen und Probanden der Interventionsgruppe bei der Entlassung bessere Zufriedenheit mit dem Edukationsprogramm, dessen Inhalte und die Gruppeninteraktion. Nach sechs Monaten zeigte sich in einer erneuten Datenerhebung keine Veränderung der Medikamentenadhärenz zwischen den Gruppen, jedoch Verbesserung der Symptomkontrolle beider Gruppen. Neben der Symptomkontrolle stieg auch die körperliche Aktivität aller Teilnehmerinnen und Teilnehmer der deutschen Studie bei der Messung nach einem Jahr nach der Rehabilitation an (Meng et al., 2016).

Die Autoren Gabriele Karger und Johannes Glatz konzipierten nach den Empfehlungen der European Society of Cardiology ein Schulungsprogramm mit sechs Modulen. 2011 wurde eine explorative Pilotstudie veröffentlicht, welche die Auswirkungen dieser Schulungsinhalte auf das Krankheitswissen, das Angst- und Depressivitätserleben und die Lebensqualität erfragt. Die Ergebnisse der Untersuchung waren hohe Akzeptanz und Zufriedenheit der Patientinnen und Patienten mit dem Programm und signifikant bessere Leistungen im Wissenstest nach der Schulung. Die krankheitsbezogene Lebensqualität ist dadurch stark gestiegen, jedoch blieb nur der Bereich der Selbstwirksamkeit nach sechs Monaten erhalten. Das Ausmaß von Depression und Angst fiel ab, wobei die Angst direkt nach der Schulung etwas zunahm (Muschalla et al., 2011).

Auf der Basis desselben Edukationsprogramms wurde 2014 eine clusterrandomisierte Studie durchgeführt, welche 205 Herzinsuffizienzpatientinnen und Herzinsuffizienzpatienten einschloss. Die Ergebnisse der Wissenstests der Schulungsgruppe waren nach sechs Monaten deutlich besser, als jene der Kontrollgruppe mit nur einem einstündigen Vortrag. Am Ende und sechs Monaten nach der Rehabilitation erreichten in der Interventionsgruppe mehr Patientinnen und Patienten die Zieldosis der medikamentösen Herzinsuffizienztherapie. Die Dokumentation von Puls, Blutdruck und Körpergewicht fand in der Schulungsgruppe deutlich häufiger statt. Bei allen Betroffenen zeigte sich eine klinische Verbesserung von Parametern der Krankheitsschwere und der

Prognose, wobei keine signifikanten Unterschiede zwischen den zwei Gruppen ersichtlich waren. Die Aufenthalte in Krankenhäusern aufgrund der Herzinsuffizienz wiesen kaum gruppenspezifische Veränderungen auf (Glatz et al., 2014).

Im Jahr 2013 wurde eine Studie mit 902 herzinsuffizienten Probandinnen und Probanden durchgeführt, wobei die Teilnehmerinnen und Teilnehmer der Interventionsgruppe speziell auf Entwicklung der Selbstmanagementfähigkeit geschult wurden. Der Qualitiy of life Index erhöhte sich im Laufe der Schulung signifikant. Der Bereich Gesundheit und Funktionsfähigkeit stieg mehr an, als das psychische und spirituelle Wohlbefinden. Es zeigten sich jedoch keine signifikanten Unterschiede hinsichtlich der Auswirkung auf die Lebensqualität zwischen der Selbstmanagementgruppe und der Kontrollgruppe mit weniger Selbstmanagementinhalten (Grady et al., 2013).

# 4 Diskussion

Durch die steigende Zahl von Personen mit Herzinsuffizienz und die damit verbundene erhöhte Hospitalisierungsrate, Mortalität und Alltagsbelastung nimmt eine professionelle patientenorientierte Betreuung in der Akutpflege, sowie in der rehabilitativen Pflege einen hohen Stellenwert ein. Um eine ganzheitliche Versorgung gewährleisten zu können, sollten körperliche, psychische, familiäre, soziale und berufliche Ebenen berücksichtigt werden. Diese Bereiche des Lebens sind zu erfassen und nach Möglichkeit in die individuelle Betreuung miteinzubeziehen, um lösungsorientiert anzusetzen. Insbesondere der Verlust von früheren Freizeitaktivitäten und beruflichen Tätigkeiten stellt für Betroffene eine große Herausforderung dar, welche mit Gefühlen wie Frustration, Angst und Scham verbunden ist.

Die Aufgabe der Pflegenden ist hierbei die Unterstützung bei der Entwicklung von ressourcenorientierten Alternativen, um den Alltag bestmöglich zu gestalten. Um die Patientinnen und Patienten mit ihrer Krankheit vertraut zu machen, sie zu informieren, motivieren, beraten und unterstützen, dienen professionelle Schulungsprogramme. Neben der verbesserten Compliance der Schulungsteilnehmerinnen und Schulungsteilnehmer zielen diese auch auf die Steigerung der Selbstmanagementkompetenzen ab.

Auf Grund aktueller Forschungsergebnisse ist zu erwähnen, dass jede Art von Patientenschulung unmittelbare Sicherheit vermittelt und die Verbesserung der Krankheitsschwere, sowie eine gute Lebensqualität fördert. Es wurden einige aktuelle Studien gefunden, die Schulungsprogramme, insbesondere für die Förderung des Selbstmanagements, behandeln. Diese erwiesen sich als besonders rentabel in den Bereichen Selbstmonitoring, Krankheitseinsicht und körperlicher Aktivität. Auch das Krankheitswissen nach umfangreicher Patientenedukation zeigte in Studien langfristige positive Auswirkungen. Besonders ersichtlich war der Anstieg der Zufriedenheit bei umfassenden Schulungsprogrammen mit Gruppeninteraktion. Den Patientinnen und Patienten wurde somit durch die Auseinandersetzung mit anderen Betroffenen vermittelt, dass sie mit ihrer Krankheit nicht alleine sind.

Im Laufe der Literaturrecherche stellte sich heraus, dass wesentlich mehr wissenschaftliche Literatur über die Veränderung der Lebensqualität durch Patientenedukation vorhanden ist, als über die Auswirkungen auf das Selbstmanagement.

Aus der gewonnenen Literatur ist zu entnehmen, dass die professionelle Patientenedukation ein wesentlicher und notwendiger Bestandteil der Versorgung und Rehabilitation von Herzinsuffizienzerkrankten ist. Die Rolle des gehobenen Dienstes für Gesundheits- und Krankenpflege ist in diesem Zusammenhang unabkömmlich, da diese Berufsgruppe einen großen Teil des Gesundheitssystems bildet. Die Bereiche der Gesundheitsförderung und der Gesundheitsberatung werden entsprechend im Kompetenzbereich gesetzlich geregelt.

Voraussetzung für eine umfassende Patientenschulung ist unter anderem ein gut geschultes Pflegepersonal, welches auf interdisziplinärer Ebene mit verschiedensten Akteuren des Gesundheitswesens kooperiert. Die individuellen Bedürfnisse von Patientinnen und Patienten sollten aufgegriffen werden und in den weiteren Behandlungs- und Versorgungsverlauf einbezogen werden.

Die Implementierung des Schulungsprogrammes nimmt entsprechend viel Zeit in Anspruch, die im normalen Stationsalltag nicht zur Verfügung steht. Um die Schulungsprogramme in die Praxis umsetzen zu können, müssen die organisatorischen Rahmenbedingungen der Gesundheitseinrichtung oder des Gesundheitssystems geschaffen werden.

Die Frage, in wie weit die Schulungen zur Förderung des Selbstmanagements bereits in Österreich angewandt und umgesetzt werden, bleibt offen.

# 5 Literaturverzeichnis

**Bengel Jürgen, Mittag Oskar (2016):** Psychologie in der medizinischen Rehabilitation. Springer Verlag, Berlin Heidelberg

**Conley Samantha, Feder Shelli, Redeker Nancy S. (2015):** The Relationship Between Pain, Fatigue, Depression and Functional Performance in Stable Heart Failure. In: Heart Lung, 44, 107–112, DOI: 10.1016/j.hrtlng.2014.07.008

**Fischer Hermann M., Charrier Albrecht, Dörr Rolf, Spitzer Stefan (2012):** Ambulante Rehabilitation nach Herzinfarkt und bei Herzinsuffizienz. In: Herz 2012, 37, 30-37, DOI: 10.1007/s00059-011-3557-x

**Gerlach Ulrich, Wagner Hermann, Wirth Wilhelm (2015):** Innere Medizin für Pflegeberufe. © Georg Thieme Verlag, Stuttgard, 8. Auflage

**Glatz Johannes, Muschalla Beate, Karger Gabriele (2014):** Patientenschulung bei Herzinsuffizienz verbessert krankheitsbezogenes Wissen und Verhalten während kardiologischer Rehabilitation. In: Rehabilitation 2014, 53, S. 155-160. © Georg Thieme Verlag KG

**Grady Kathleen L., Mendes de Leon Carlos F., Kozak Andrea T., Cursio John F., Richardson DeJuran, Avery Elizabeth, Calvin Jr. James E., Powell Lynda H. (2013):** Does self-management counseiling in patients with heart failure improve quality of life? Findings from the Heart Failure Adherence and Retention Trial (HART). DOI: 10.1007/s11136-013-0432-7

**Heo Seongkum, Moser Debra, Lennie Terry, Fischer Mary, Smith Eugene, Walsh Mary (2014):** Modifiable correlates of physical symptoms and health-related quality of life in patients with heart failure: A cross-sectional study. In: International Journal of Nursing Studies, 51, 1482-1490

**Heyd Simone, Ziegler Veronika (2009):** Patientenschulung nicht vergessen! In: Heilberufe, 11/2009, 11-13, DOI: 10.1007/s00058-009-1102-6

**Hwang Shiow-Li, Liao Wen-Chun, Huang Tsuej-Yuan (2013):** Predictors of quality of life in patients with heart failure. In: Japan Journal of Nursing Science, 11, 290-298, DOI:10.1111/jjns.12034

**Klug Redman Barbara (2008):** Selbstmanagement chronisch Kranker. Chronisch Kranke gekonnt einschätzen, informieren, beraten und befähigen. Huber, Bern, 1. Auflage

**Kocks Andreas, Segmüller Tanja (2013):** Wie kann Beratung in der Pflege gelingen? In: Jugend-Kinderpraxis für Psychologie und Pädagogik, 1, 25–29

**Kolbe Nina (2009):** Chronische Herzinsuffizienz: Grenzen akzeptieren. In: Heilberufe, 11/2009, 15-18, DOI: 10.1007/s00058-009-1104-4

**Kramer Luisa, Füri J., Stute Petra (2014):** Die gesundheitsbezogene Lebensqualität. In: Gynäkologische Endokrinologie 2014, 12, 119–123, DOI 10.1007/s10304-014-0631-5

**Laufs Ulrich, Anker Stefan D., Baldus Stephan, Birner Christoph, Falk Volkmar, Perings Christian A., Pieske Burkert (2016):** Pocket-Leitlinie: Herzinsuffizienz. Deutsche Gesellschaft für Kardiologie – Herz-und Kreislaufforschung, Börm Bruckmeier, DOI: 10. 1093

**Mader Frank H. (2014):** Allgemeinmedizin und Praxis. Anleitung in Diagnostik, Therapie und Betreuung. © Springer-Verlag, Berlin Heidelberg, 7. Auflage

**Meng Karin, Musekamp Gunda, Schuler Michael, Seekatz Bettina, Glatz Johannes, Karger Gabriele, Kiwus Ulrich, Knoglinger Ernst, Schubmann Rainer, Westphal Ronja, Faller Hermann (2016):** The impact of a self-management patient education program for patients with chronic heart failure undergoing inpatient cardiac rehabilitation. DOI: 10.1016/j.pec.2016.02.010

**Meng Karin, Musekamp Gunda, Seekatz Bettina in Kooperation mit der Arbeitsgruppe Patientenschulung der DGPR (2013):** Curriculum Herzinsuffizienz – Manual. http://www.psychotherapie.uni-wuerzburg.de/forschung/projekte-koop_20.html (22.05.2017)

**Mörtl Deddo (2016):** Herzinsuffizienz. In: Ärztezeitung, 8, 20-29

**Muschalla Beate, Glatz Johannes, Kager Gabriele (2011):** Kardiologische Rehabilitation mit strukturierter Schulung bei Herzinsuffizienz – Akzeptanz bei Patienten und Veränderung in Krankheitswissen und Wohlbefinden. In: Rehabilitation 2011, 50, 97-104, © Georg Thieme Verlag KG

**Netzwerk Patienten- und Familienedukation in der Pflege e. V. (2016):** http://patientenedukation.de/ (16.05.2017)

**Reibis Rona Katharina, Schlitt Axel, Glatz Johannes, Langheim Eike, Guha Manju, Halle Martin, Boscheri Alessandra, Hegeler-Molkewehrum Christian, Völler Heinz (2017):** Rehabilitation bei Herzinsuffizienz. In: Kardiologie up2date 2017, 13, 67–82

**RIS- Bundeskanzleramt der Republik Österreich (2017):** Bundesgesetz über Gesundheits- und Krankenpflegeberufe (Gesundheits- und Krankenpflegegesetz - GuKG).
https://www.ris.bka.gv.at/GeltendeFassung.wxe?Abfrage=Bundesnormen&Gesetzesnummer=10011026 (15.05.2017)

**Ponikowski Piotr, Voors Adriaan A., Anker Stefan D., Bueno Héctor, Cleland John G. F., Coats Andrew J. S., Falk Volkmar, González-Juanatey José Ramón, Harjola Veli-Pekka, Jankowska Ewa A., Jessup Mariell, Linde Cecilia, Nihoyannopoulos Petros, Parissis John T., Pieske Burkert, Riley Jillian P., Rosano Giuseppe M. C., Ruilope Luis M., Ruschitzka Frank, Rutten Frans H., Peter van der Meer (2016):** ESC Guidelines for the diagnosis and treatment of acute and chronic heart failure: The Task Force for the diagnosis and treatment of acute and chronic heart failure of the European Society of Cardiology (ESC) Developed with the special contribution of the Heart Failure Association (HFA) of the ESC. In: European Heart Journal, 37 (27), 2129-2200, DOI: 10.1093

**Statistik Austria (2016):** Spitalsentlassungen 2015 aus Akutkrankenanstalten in Österreich

https://www.statistik.at/web_de/statistiken/menschen_und_gesellschaft/gesundheit/stationaere_aufenthalte/spitalsentlassungen_nach_ausgewaehlten_diagnosen/index.html (02.03.2017)

**Statistisches Bundesamt Deutschland (2017):** Sterbefälle insgesamt nach der ICD-10 im Jahr 2015.

https://www.destatis.de/DE/ZahlenFakten/GesellschaftStaat/Gesundheit/Todesursache/Tabellen/HaeufigsteTodesursachen.html (07.03.2017)

**Steffel Jan, Lüscher Thomas, Flammer Andreas (2014):** Herz-Kreislauf. © Springer-Verlag, Berlin Heidelberg, 2. Auflage

**Walthall Helen, Jenkinson Crispin, Boulton Mary (2016):** Living with breathlessness in chronic heart failure: a qualitative study. DOI: 10.1111/jocn.13615

**Zeyfang Andrej, Hagg-Grün Ulrich, Nikolaus Thorsten (2013):** Basiswissen Medizin des Alterns und des alten Menschen. © Springer-Verlag, Berlin Heidelberg, 2. Auflage

# Anhang

Tabelle 3: Trefferliste der Literaturrecherche

| Suchbegriffe | PubMed | BioMed Central | CINAHL |
|---|---|---|---|
| heart failure AND patient education AND self-management | 3774 | 497 | 86 |
| Heart failure AND quality of life AND symptoms | 59430 | 3653 | 643 |
| heart failure AND well-being AND daily life | 58200 | 781 | 2 |
| cardiac rehabilitation AND heart failure AND patient education | 785 | 428 | 26 |